TRAITEMENT

DU

RHUMATISME

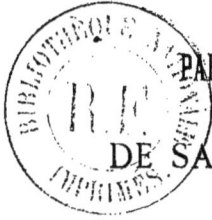

PAR LES APPLICATIONS LOCALES

DE SALICYLATE DE MÉTHYLE

PAR MM.

M. LANNOIS

Prof Agrégé à la Faculté de médecine
de Lyon,
Médecin des Hôpitaux.

G. LINOSSIER

Prof. Agrégé à la Faculté de médecine
de Lyon,
Médecin à Vichy.

———•>•———

Communication au *Congrès de médecine* de Nancy,
août 1896.

LYON

ASSOCIATION TYPOGRAPHIQUE

F. Plan, rue de la Barre, 12.

—

1896

TRAITEMENT

DU

RHUMATISME

PAR LES APPLICATIONS LOCALES

DE SALICYLATE DE MÉTHYLE

Par MM. M. Lannois et G. Linossier.

Poursuivant nos recherches sur l'absorption de certains médicaments par la peau saine, nous avons démontré dans une communication récente à l'Académie de médecine (1), que le salicylate de méthyle traverse facilement l'épiderme sain et se retrouve en grandes quantités dans les urines et les matières fécales après application à la surface de la peau.

Tout en indiquant, dans cette communication, que le salicylate de méthyle pouvait être substitué avec avantage dans bien des cas à l'usage interne du salicylate de soude, nous nous étions surtout préoccupés d'apporter une contribution à l'étude de l'absorption cutanée. Nous avions surtout cherché à établir que les corps volatils et notamment ceux qui, malgré un point d'ébullition élevé, possèdent une certaine tension de vapeurs à la température ordinaire, peuvent être absorbés par la peau saine bien au delà des doses thérapeutiques courantes. Cette absorption, au moins pour le gaïacol et le salicylate de méthyle que nous avions spécialement étudiés, est régulière, soumise à des lois invariables, et permet un dosage précis de l'action thérapeutique tout aussi bien que l'absorption intestinale.

(1) *Acad. de méd.*, 24 mars, et *Lyon Médical*, 29 mars 1896.

C'est des applications à la thérapeutique clinique, laissées volontairement de côté, que nous nous occuperons dans cette note.

On sait que le salicylate de méthyle constitue les neuf dixièmes de l'essence de Wintergreen. C'est un liquide un peu ambré, d'odeur agréable, émettant des vapeurs à basse température, bien que son point d'ébullition (222°) soit assez élevé.

Il est important de faire avec soin l'application du remède sur la peau. Nous rappelons que nous la pratiquons de la façon suivante : Après avoir passé sous l'articulation une large feuille de gutta-percha laminée, nous versons directement le médicament au moyen d'un flacon compte-gouttes, nous relevons la feuille de gutta-percha et roulons autour un peu d'ouate et une bande. Lorsque la dose est un peu élevée, le liquide tendant à s'écouler, nous mettons sur la peau un petit carré de gaze qui retient le salicylate de méthyle par imbibition.

Il est indispensable que l'enveloppement soit bien fait et imperméable ; dans le cas contraire les vapeurs diffusent dans l'atmosphère et n'ont aucune tendance à traverser la peau. Notre collègue et ami le docteur Josserand, médecin des hôpitaux, nous a rapporté un cas intéressant à ce point de vue. Il fait lui-même, dans un cas de rhumatisme subaigu, une application de salicylate de méthyle ; le lendemain la malade est soulagée et son urine offre la réaction caractéristique. La deuxième application est faite par l'entourage de la malade qui se plaint de n'avoir pas eu de diminution nouvelle des douleurs : vérification faite, le pansement était mal fait et l'urine ne contenait pas d'acide salicylique.

Les observations sur lesquelles cette note est basée sont au nombre de 24, dont 4 seulement concernent le rhumatisme articulaire aigu, 11 le rhumatisme articulaire subaigu, 7 le rhumatisme chronique noueux et déformant, 2 enfin le rhumatisme blennorrhagique.

Nos observations n'ont pas d'ailleurs été restreintes au rhumatisme sous ses multiples formes. Nous avons également appliqué le salicylate de méthyle dans divers autres cas de douleurs périphériques. Nous avons obtenu de bons résultats dans plusieurs cas de névralgie chez les chlorotiques ou les névropathes, dans les douleurs périphériques des tuberculeux, dans la névrite des alcooliques. Les douleurs irradiées dans le genou et tout le membre inférieur dans un cas d'abcès froid de la cuisse provenant de l'os iliaque, ont presque complètement disparu après trois applications sur le genou.

Nous nous limiterons cependant ici aux cas de rhumatisme que nous avons suivis et dont nous allons rapporter les observations résumées.

1° RHUMATISME ARTICULAIRE AIGU.

OBSERVATION I. — *Rhumatisme articulaire aigu. Souffle systolique de la pointe. Guérison rapide.* — L. D..., âgée de 22 ans, domestique, entrée le 7 mars. Rien de particulier dans les antécédents héréditaires ou personnels. A été prise il y a un mois de malaise avec fièvre vive, anorexie, douleurs dans les reins, les hanches, puis dans les genoux et les chevilles. Au bout de quinze jours la malade se crut guérie (avait pris du salicylate de soude) et voulut se lever, mais les douleurs reparurent aussi vives qu'auparavant et occupant les mêmes articulations. La malade a des douleurs spontanées qui l'immobilisent au lit : les mouvement volontaires sont impossibles et le moindre attouchement des articulations malades provoque de vives douleurs. Celles-ci sont surtout marquées aux deux genoux qui sont gonflés et paraissent distendus par dn liquide, mais il n'y a pas de rougeur et la chaleur locale est modérée. — Souffle systolique doux à la pointe se propageant légèrement vers l'aisselle et la partie moyenne du cœur.

Température 38°,8 le matin, 37°,5 le soir après une double application de 2 grammes de salicylate de méthyle sur chacun des deux genoux.

Le lendemain la malade est très soulagée : les douleurs persistent dans les hanches et les cous-de-pieds, mais très atténuées; elles ont disparu dans le genou droit. Elles ne persistent avec un peu d'intensité que dans le genou gauche, surtout au niveau de la tête du péroné. — La malade a commencé à se sentir soulagée environ 6 heures après l'application et a été bien pendant 15 heures environ ; il y a 3 ou 4 heures que les douleurs reparaissent. Elle n'a eu ni céphalée, ni bourdonnements d'oreille. L'urine donne une réaction intense.

La température est remontée à 38°,6. On fait un badigeonnage de 4 grammes sur le genou gauche : il est suivi de la même diminution des douleurs, d'un abaissement de la température à 38°, du ralentissement du pouls qui passe de 100 à 84 pulsations.

Les jours suivants le badigeonnage est continué sur le genou gauche et la malade sort complètement guérie le 21 mars.

Obs. II. — *Rhumatisme articulaire aigu. Souffle systolique de la pointe. Guérison rapide.* — S. L..., 29 ans, bouillonneuse, entrée le 23 mars. Pas d'antécédents de rhumatisme. Cette atteinte est la première et date du 1er mars. Début par la plante des pieds, les cous-de-pied, les genoux, les doigts, puis toutes les articulations des bras, celles de la mâchoire et les vertèbres du dos et de la nuque. L'envahissement a mis quinze jours à se compléter, malgré le salicylate de soude et s'est accompagné de rougeur, de chaleur et de tuméfaction des parties atteintes.

A l'entrée la malade a 39°, 2 et 38°2 à la visite du lendemain. Les douleurs sont moindres dans les membres inférieurs que la malade remue avec difficulté; elle ne peut d'ailleurs se lever. La pression provoque une vive douleur au niveau des genoux et du cou-de-pied droit. Les douleurs sont surtout vives au niveau des épaules et des coudes qui sont nettement tuméfiés, rouges et forcés à l'immobilité. Le cœur est régulier, 104 pulsations ; souffle systolique doux qu'on entend sur toute la surface précordiale et dans l'aisselle avec maximum à la pointe. Un peu d'albumine dans l'urine.

Application de 4 grammes de salicylate de méthyle sur le genou droit. — Le soir la température est à 38°,4 et la malade se dit soulagée cinq heures après le badigeonnage.

Le 27 mars, troisième application ; malgré les deux premières la douleur est très accusée à la cheville et au poignet gauches. La malade se plaint aussi des deux épaules. On fait une application de 3 grammes sur le cou-de-pied et de 2 grammes sur le poignet.

Le 29 mars, il n'y a plus de douleurs dans les membres inférieurs et la malade demande qu'on fasse les applications locales sur les coudes ou les épaules : 2 grammes sur chacun des coudes.

Le 31 mars, la malade ne se plaint plus de douleurs que dans le cou, la tête et l'épaule gauche. L'application est faite en ce dernier point. Elle se lève pour la première fois depuis un mois.

Le 3 avril, malgré un peu de gêne dans les épaules et le cou, la malade qui a hâte de retourner soigner ses enfants, demande à sortir.

Les applications avaient été continuées et avaient toujours produit le même effet : diminution des douleurs au bout de 5 heures, assez marquée pour permettre un sommeil relativement tranquille ; réapparition au réveil : disparition progressive de la maladie.

Obs. III. — *Rhumatisme articulaire aigu, deuxième atteinte. Péricardite et pleurésie droite.* — V. R..., 26 ans, domestique, entrée le 8 juin, est une femme très forte et robuste qui s'est toujours bien portée, sauf, à l'âge de 12 ans, une attaque de rhumatisme articulaire aigu, qui dura cinquante jours et disparut sans laisser de traces.

Début de cette seconde atteinte il y a quatre jours à la suite d'un lavage de linge à la rivière. Douleur vive dans le poignet droit avec impossilité de remuer et apparition d'un gonflement notable. Rapidement symptômes identiques aux articulations tibio-tarsiennes et du genou.

A l'entrée, fièvre vive, 39°,2, avec sueurs abondantes, agitation, soif vive, etc. Rougeur et gonflement, douleurs vives spontanées et à la pression, au niveau des articulations indiquées. Douleurs diffuses dans les articulations scapulo-humérales. Souffle systolique, limité, à timbre râpeux, non influencé par les mouvements, à maximum au niveau du troisième espace intercostal gauche. Pouls régulier, assez plein, 110 pulsations. — Rien aux poumons ; un peu d'albumine.

Le 9, application de 4 grammes de salicylate de méthyle, 2 grammes au genou droit, 2 grammes au poignet. La malade a été soulagée 4 heures après l'application et actuellement elle remue mieux les articulations malades ; mais la température est montée à 39°,6 et depuis 3 ou 4 heures du matin le poignet gauche est pris à son tour.

Le 12 juin, on a continué tous les jours les applications à la dose de 4 grammes tantôt d'un côté tantôt de l'autre. La malade a pu se lever seule cette nuit, les douleurs sont très atténuées dans les membres inférieurs et elle remue facilement les doigts de la main droite. La température a baissé et n'est plus qu'à 38°,6. — Dans la journée, malaise plus marqué et dyspnée assez nette.

Le 14 juin, malgré le badigeonnage, la température a remonté et atteint 40°,2 ; congestion pulmonaire très nette, sans liquide, aux deux bases. Le souffle cardiaque est plus rude et se rapproche du frottement. On supprime alors les applications locales et on donne 6 grammes de salicylate de soude à l'intérieur.

Les jours suivants le malaise s'accroît, on constate la présence d'un frottement péricardique net avec douleur précordiale et augmentation de la dyspnée, élévation de la température à 40°,4 et même 40°,7 le 23 juin, jour où on trouve dans la plèvre droite une notable quantité de liquide qu'on retire par la thoracentèse. A partir de ce moment amélioration rapide (antipyrine, 3 grammes), et la malade sort le 15 juillet n'ayant plus de douleurs depuis longtemps dans les articulations, mais présentant encore un peu de frottement à la base du cœur et de la matité persistante avec léger souffle à la base du poumon droit.

OBS. IV. — *Rhumatisme articulaire aigu. Raideur persistante du genou droit.* — A. B..., 14 ans, tisseuse, entrée le 12 mai 1896, a des antécédents tuberculeux héréditaires. La mère, deux frères et une sœur sont morts tuberculeux et le père est en traitement à la Croix-Rousse pour de la tuberculose. Elle s'est cependant toujours bien portée. Il y a trois jours début brusque par l'articulation métatarso-phalangienne du gros orteil gauche, puis extension rapide à toutes les articulations médio- et tibio-tarsiennes, Depuis hier mêmes douleurs au genou droit. Toutes ces articulations sont extrêmement douloureuses et rendent tout mouvement absolument impossible.

La fièvre est élevée, 40°,1, et s'accompagne de son cortège habituel. Souffle systolique de la pointe se propageant dans l'aisselle. Rien aux poumons.

Dès l'entrée, on a fait un badigeonnage de 2 grammes sur l'articulation tibio-tarsienne et le pied gauche : la douleur a été rapidement soulagée et la température est à 39°,8. Par contre le genou droit a augmenté de volume. Badigeonnage de 4 grammes sur le genou.

Les applications de salicylate soulagent toujours la malade environ trois heures après qu'elles ont été faites et la diminution de la douleur persiste jusque dans la matinée du lendemain. Lorsque le badigeonnage n'a pas été fait, les douleurs sont plus vives.

Le 10 mai, l'état paraissant stationnaire et pour faire une contre expérience on donne 4 grammes d'antipyrine : la malade est d'abord soulagée pendant deux jours, puis les douleurs reprennent comme avant. La température continue à osciller entre 38°,2 le matin et 39° le soir, et la malade redemande les badigeonnages qui sont repris le 26, en même temps qu'on donne du salophène. Le pied est d'ailleurs complètement dégagé, et il persiste seulement du gonflement du genou : aucune autre articulation n'a été prise. Il n'y a plus de souffle cardiaque.

Du 6 au 12 juin on donne du salicylate de soude, le genou restant un peu tuméfié et à demi-fléchi. Le soulagement paraît inférieur à celui des applications locales qui sont reprises. Enfin, la malade a été endormie et placée dans une gouttière. Amélioration nette à dater de ce moment.

2° RHUMATISME ARTICULAIRE SUBAIGU.

OBS. V. — *Rhumatisme articulaire subaigu, quatrième atteinte. Persistance d'une pseudo-coxalgie gauche de nature hystérique.* — C. L..., 25 ans, couturière, entrée le 17 novembre 1895, est la malade qui nous a servi à faire le plus grand nombre des dosages précis que nous avons publiés.

Sans antécédents héréditaires elle a eu tous les ans, depuis quatre ans, des douleurs rhumatismales assez étendues (rachis, épaules, coude, poignets). Les douleurs actuelles remontent à trois semaines et occupent toutes les articulations du membre inférieur gauche, et surtout la hanche, de sorte que la malade ne peut absolument pas bouger la jambe. Douleurs dans les mouvements provoqués et à la pression ; gonflement très accusé au niveau du cou-de-pied et du genou, pas de rougeur.

Le membre inférieur droit présente un œdème assez marqué, non douloureux et sans gonflement spécial des jointures. — Souffle systolique net à la pointe avec propagation à l'aisselle. Pas d'albumine. Température 38°,2.

A dater du 18 novembre on fait tous les matins un badigeonnage de 4 grammes de salicylate de méthyle, tantôt sur une jambe, tantôt sur l'autre. La réaction de l'acide salicylique est maxima dans l'urine émise six heures après l'application locale : la douleur cède à peu près au même moment pendant environ quinze heures.

Le 20 novembre il n'y a plus de douleurs spontanées, mais le contact est encore douloureux sur toute la jambe.

Le 22 novembre on pouvait toucher les articulations sans déterminer de douleur. — A noter que les applications de salicylate ont paru s'accompagner chez cette malade d'une diurèse abondante : plusieurs fois 2 litres et plus d'urine dans les 24 heures.

La malade paraissait en bonne voie de guérison, n'avait plus de fièvre, plus de souffle cardiaque, avait commencé à se lever lorsqu'elle fut reprise de douleur vive dans la hanche gauche si bien que le 26 décembre elle présentait les signes objectifs qui accompagnent la coxalgie : raccourcissement apparent, adduction, légère flexion sur le bassin, atrophie de la cuisse surtout à sa partie inférieure, douleurs irradiées jusqu'au genou : toutefois pas de douleurs dans la hanche à la percussion du talon ou du trochanter.

Divers traitements furent essayés, soit à l'intérieur, soit sur la région malade (vésicatoires, pointes de feu, nouvelles applications de salicylate) sans le moindre résultat et on ne tarda pas à soupçonner la nature hystérique de cette coxalgie. De fait, elle souffre autant lorsqu'on lui pince la peau au niveau de l'aine et de l'abdomen que si on percute ou mobilise l'articulation ; elle a un rétrécissement net du champ visuel, et l'examen sous l'anesthésie fait deux fois, par nous et par notre collègue le docteur Nové-Josserand, ne révèle aucune lésion des surfaces articulaires.

OBS. VI. — *Rhumatisme articulaire subaigu. Péricardite. Tuberculose pulmonaire.* — F. G..., 38 ans, dévideuse, entrée le 12 avril 1896, a des antécédents de tuberculose et de rhumatisme. Son père est mort d'une affection de poitrine à 60 ans, et elle a perdu par méningite un frère de 18 ans. La mère, rhumatisante, est morte subitement à 54 ans d'une affection cardiaque.

La malade en est à sa cinquième atteinte de rhumatisme, la première ayant eu lieu à 22 ans et ayant été la plus intense. Début il y a dix jours par des douleurs vives, à forme d'accès, dans la hanche gauche et les deux membres inférieurs. Elle a eu aussi des douleurs vives dans l'épaule droite et les deux poignets qui ont été enflés, mais ne le sont plus.

Au cœur frottement rude au niveau de la région moyenne du cœur. — Pas de température.

De plus, elle tousse depuis cinq à six semaines et on constate des craquements humides au sommet gauche et des craquements secs au sommet droit : bacilles dans les crachats.

Les douleurs ont persisté chez cette malade depuis son entrée jusque dans les premiers jours de juillet, c'est-à-dire plus de six semaines. Elles se faisaient sentir dans toutes les articulations, mais surtout dans les articulations des poignets et des mains. La malade a toujours préféré les applications locales de salicylate de méthyle à l'antipyrine et au salicylate de soude qu'on lui a donnés par comparaison. Elle est affirmative sur ce point que le soulagement n'est produit que 20 heures environ après l'application et dure environ une journée. C'est le seul de nos cas où la diminution des douleurs ait été aussi tardive.

Comme particularité cette malade a présenté une desquamation assez nette de la peau des mains après les enveloppements : celle-ci se faisait par lambeaux étendus ressemblant à la desquamation scarlatineuse.

La tuberculose évolue actuellement avec rapidité.

Obs. VII. — *Rhumatisme articulaire subaigu. Guérison rapide.* — J. R..., 34 ans, tisseuse, entrée le 2 juin, n'a d'autres antécédents morbides que deux crises de colique néphrétique il y a trois et quatre ans. Elle a été prise de douleurs il y a quatre mois à la fin d'une grossesse (l'enfant a un mois). Les douleurs ont débuté par la hanche gauche et se sont progressivement étendues à toutes les articulations des deux membres inférieurs. Rien aux membres supérieurs.

La malade ne se plaint plus que de douleurs au niveau des cous-de-pied où il n'existe qu'un léger gonflement, mais pas de rougeur. Les mouvements sont difficiles. Elle a pris du salicylate à l'intérieur. Rien au cœur. Température : 37°,5.

Traitement habituel par les applications de salicylate de méthyle : la malade est rapidement soulagée et n'a eu que six enveloppements. Elle sort guérie le 19 juin.

Obs. VIII. — *Rhumatisme articulaire subaigu. Hystérie.* — Marie C..., 20 ans, tulliste, entrée le 20 avril. Sa mère paraît avoir été rhumatisante. De 16 à 19 ans elle a eu des crises de nerfs, jusqu'à trois par jour, avec perte de connaissance. Elles ont cessé l'an passé lorsqu'elle eut pour la première fois une vive attaque de rhumatisme articulaire aigu ayant débuté par les cous-de-pied et les poignets, ayant envahi les doigts et les épaules. Cette attaque dura neuf mois, et il fallut redresser avec une attelle les doigts fléchis et contracturés.

Nouvelle atteinte il y a quinze jours, d'ailleurs plus légère, occupant toutes les articulations du côté gauche et le poignet droit. Elle ne peut se servir de ses mains et a de la peine à se tenir debout : les mouvements sont possibles, mais douloureux ; très légère tuméfaction. Souffle systolique considéré comme anémique. La température n'est que de 37°,2 le matin et 37°,8 le soir.

Les douleurs disparaissent du poignet droit dès la première application du salicylate de méthyle. Chaque application les fait disparaître de l'articulation sur laquelle elle est faite et la malade est rapidement guérie de ses douleurs articulaires. La douleur se fixe alors au niveau de l'ovaire et au-dessous des fausses côtes gauches, où elle est très superficielle et ne cède plus au salicylate.

Les applications ont donc bien réussi chez cette malade, mais ont été suivies moins attentivement que chez les autres en raison de l'hystérie de la malade qui s'est traduite quelques jours après par le phénomène décrit par notre collègue Josserand, l'hémato-ptyalémèse.

Obs. IX. — *Rhumatisme subaigu mono-articulaire. Névropathie.* — Marie A..., 19 ans, lingère, a déjà fait un séjour dans le service pour des troubles gastriques qui ont paru purement nerveux. Elle avait déjà accusé à ce moment des douleurs vagues dans les épaules et les membres. Elle entre à nouveau le 30 novembre 1895 pour des douleurs ayant débuté il y a trois semaines, dans les petites articulations de la main droite et ayant envahi le métacarpe et le poignet. Il y a de la rougeur et du gonflement au niveau du poignet, de la douleur à la pression, et la malade ne peut se servir de sa main. Les phénomènes nerveux, boule, crises de larmes, étouffements, point douloureux au sommet de la tête, ont plutôt augmenté, mais il n'y a ni ovarie, ni hémianesthésie, ni rétrécissement du champ visuel. Apyrexie.

Pendant six jours on fait un badigeonnage de 4 grammes de salicylate de méthyle. La malade est soulagée trois heures après, mais la diminution des douleurs ne persiste que quelques heures. Toutefois les douleurs n'existent plus que dans le poignet, les mouvements des doigts sont faciles et non douloureux.

Pendant neuf jours on donne de la salipyrine et de l'antipyrine sans amener de modifications notables. Ces médicaments sont d'ailleurs mal tolérés par l'estomac. On reprend alors les applications locales et au bout de quatre jours la malade est complètement guérie.

Obs. X. — *Anémie. Rhumatisme articulaire ancien avec poussées subaiguës.* — Marie T..., 16 ans, domestique, entrée le 4 mars, n'a pas d'antécédents rhumatismaux. Non encore réglée, petite et anémique, elle souffre depuis deux ans de douleurs dans les deux genoux qui existent presque toujours et augmentent de temps à autre. Elle les a davantage depuis environ quinze jours. La malade peut se tenir debout et faire quelques pas. Les genoux sont gonflés et on a facilement du choc rotu-lien. Craquements dans les mouvements. Un peu de douleur aussi dans les doigts de la main droite. On se trouve en présence d'une malade qui semble devoir évoluer vers le rhumatisme déformant.

Les badigeonnages de salicylate de méthyle soulagent beaucoup la petite malade et au bout de huit jours ses douleurs, d'ailleurs modérées, ont complètement disparu. Elle sort le 30 mars.

OBS. XI. — *Rhumatisme subaigu articulaire et musculaire.* — Mme X... a eu une attaque de rhumatisme à 9 ou 10 ans et depuis a eu à plusieurs reprises des douleurs moins intenses dans les articulations et de la sciatique. Intolérance gastrique marquée pour les médicaments : deux grammes de salol donnent des vertiges et trois cachets d'antipyrine d'un gramme déterminent à coup sûr des vomissements. Elle est prise le 4 juin de douleurs vives dans l'épaule gauche avec un mouvement fébrile léger (38°).

Le lendemain les douleurs se sont étendues du côté du cou et il y a un véritable torticolis qui paraît lié autant à du rhumatisme des articulations vertébrales qu'à l'atteinte des muscles des parois latérales (surtout à gauche) et de la partie postérieure du cou. Le sterno-mastoïdien gauche n'est pas douloureux. Une application de 4 grammes de salicylate de méthyle est faite après l'emploi infructueux de l'antipyrine. Soulagement net qui dure 24 heures après avoir commencé trois à quatre heures après l'application. Celle-ci est continuée trois jours et la malade se dit guérie, mais dès le lendemain les douleurs reparaissent et il faut faire encore deux nouvelles applications pour obtenir la guérison complète et le retour des mouvements du cou et de l'épaule. Sensation de chaleur après chaque application.

OBS. XII. — *Rhumatisme articulaire et musculaire avec poussées subaiguës* (due à l'obligeance du docteur V. Chappet). — X..., 35 ans, gardien de la paix, salle Saint-Irénée, n° 52, a depuis plusieurs années des douleurs dans les épaules et les genoux, dans les muscles des cuisses. Craquements dans les articulations, surtout au niveau des genoux. Douleurs spontanées et à la pression beaucoup plus marquées depuis quelques jours.

Les applications de salicylate de méthyle à la dose de 3 à 4 grammes qui ont été faites quatre à cinq fois amènent constamment un soulagement qui dure plusieurs heures. Réaction nette dans l'urine.

Obs. XIII. — *Rhumatisme articulaire subaigu. Rétrécissement mitral.*
— Marie V..., 20 ans, domestique, entrée le 16 avril, n'a été réglée qu'à
18 ans et offre tous les signes d'un rétrécissement mitral avec palpitations, essoufflement facile et dyspnée, qui se sont montrés de temps à
autre depuis une grossesse il y a deux ans et sont assez marqués.

Elle a eu des douleurs articulaires pour la première fois vers le
15 février. Début par les membres inférieurs : les douleurs ont été assez
marquées pour la forcer à garder le lit plus de 15 jours. Elle allait mieux
lorsqu'il y a 15 jours elle fut prise de douleurs vives dans les membres
supérieurs, surtout dans l'épaule droite avec poussée nouvelle, mais
moins intense dans les articulations tibio-tarsiennes et les talons. Douleurs dans les mouvements provoqués et à la pression. Apyrexie.

De son entrée au 25 avril, on lui fit huit applications de salicylate de
méthyle et dès lors la malade ne se plaignit plus de ses douleurs. Elle
prolongea son séjour à l'hôpital jusqu'au 26 mai en raison de ses phénomènes cardiaques.

Obs. XIV. — *Rétrécissement mitral. Rhumatisme articulaire subaigu.*
— Marie G..., 38 ans, ménagère, est entrée le 8 avril dans un état d'asys-
tolie grave liée à un rétrécissement mitral ; orthopnée, palpitations, point
de côté intense à gauche en rapport avec les infarctus pulmonaires,
crachats hémoptoïques, œdème des jambes surtout à gauche. Sous l'in-
fluence de la digitaline, amélioration notable au bout de dix jours.

A ce moment elle fut prise de douleurs vives dans les articulations, les
membres inférieurs, surtout dans le genou gauche, et dans les poignets
et les articulations métacarpo-phalangiennes. La température s'est légèrement élevée à 38°,2 et 38°,4. La malade est d'ailleurs très rhumatisante.
Elle a eu à 20 ans une crise qui a duré un an et une seconde moins
intense à 26 ans.

Trois badigeonnages faits sur la main gauche ne procurent aucun
soulagement à la malade, ce qu'on attribue à l'œdème qui a dû gêner
l'absorption, la réaction existe cependant dans l'urine. Trois grammes
d'antipyrine donnés pendant quatre jours soulagent davantage la malade,
mais la douleur persiste dans le genou gauche.

On reprend alors les applications au niveau de cette articulation et
quatre jours après, cessation des douleurs. — La malade continue d'ailleurs
à être très fatiguée de son affection cardiaque et, les crachats hémoptoïques
persistent.

Obs. XV. — *Rhumatisme articulaire subaigu avec tendance aux
déformations.* — Joséphine M..., 59 ans, tisseuse, entrée le 11 mai, a eu
quatre attaques de rhumatisme articulaire aigu, d'ailleurs assez courtes,
depuis l'âge de 18 ans. L'attaque actuelle remonte à quatre mois et s'est
faite par poussées successives avec des intervalles où elle se croyait

presque guérie. Elle souffre davantage depuis huit jours. Début par les cous-de-pied, puis par les épaules les coudes et les genoux: enfin les pieds et les mains ont été pris et le sont seuls aujourd'hui. Tuméfaction notable des pieds, surtout à droite, et des mains depuis le poignet jusqu'aux articulations des deuxièmes phalanges. Tous les mouvements sont difficiles et douloureux et les douleurs paraissent exagérées la nuit par la chaleur du lit.

Souffle systolique inconstant de la pointe avec arythmie. Température 38°,5.

Les badigeonnages produisent le soulagement habituel au bout de 4 à 5 heures et dès le troisième la malade ne souffre plus dans les membres inférieurs ni dans le membre supérieur droit. La température qui s'est maintenue deux jours à 38°,2 est redevenue normale. Il y a maintenant de la douleur dans l'épaule gauche et le poignet gauche. Les badigeonnages sont faits sur l'épaule et la douleur disparaît.

La malade sort guérie le 1er juin mais elle a des déformations des articulations des doigts qui paraissent persistantes. Comme chez plusieurs autres malades, sensation de chaleur après l'application.

3° Rhumatisme chronique déformant.

Obs. XVI. — *Tuberculose fibreuse. Rhumatisme déformant.* — Marie M..., 40 ans, tisseuse, a déjà fait un séjour à la salle Sainte-Clotilde pour des signes de tuberculose pulmonaire il y a 2 ans. Elle avait eu une pleurésie 5 ans auparavant. Elle entre à nouveau le 21 novembre 1895 avec des hémoptysies, une expectoration purulente épaisse, des craquements humides et même un peu de gargouillement au sommet droit, des craquements secs à gauche. Peu à peu ces signes s'atténuèrent et actuellement il faut la faire tousser pour faire apparaître quelques craquements irréguliers.

Dans sa première observation on trouve déjà notée une tuméfaction notable du genou droit, surtout au niveau de l'extrémité épiphysaire du fémur avec tension et fluctuation du cul-de-sac supérieur. On retrouve le même gonflement du genou droit qui est très volumineux : il en est de même du genou gauche. Les mains sont également très déformées depuis environ deux ans : elles sont fortement déjetées sur le bord cubital surtout à partir des articulations métacarpo-phalangiennes qui sont très tuméfiées. Un peu de gonflement et de douleur au niveau des articulations tibio-tarsiennes.

Les douleurs sont assez vives pour gêner la malade qui a de la peine à marcher et elle est assez maladroite pour manger, s'habiller. etc.

La malade a eu très fréquemment des applications de salicylate de méthyle. Elle les demande elle-même lorsqu'elle a des poussées douloureuses, ce qui est assez fréquent. Une heure après l'application elle commence à ressentir un soulagement notable, qui va en s'accentuant de sorte que dans la journée elle peut se lever et marcher beaucoup plus facilement. Ce soulagement précoce est en même temps prolongé car il dure au moins trente-six heures. — Les déformations continuent d'ailleurs à s'accentuer.

Obs. XVII. — *Rhumatisme chronique déformant avec poussées subaiguës.* — Claudine B..., 29 ans, dévideuse, est entrée le 14 avril. Elle a eu à 20 ans une première atteinte de rhumatisme généralisé avec prédominance dans les articulations du membre supérieur gauche. A 24 ans, à la suite d'une variole, elle eut une poussée sur les poignets et les mains qui commencèrent dès lors à se déformer. Les déformations restèrent permanentes depuis cette époque.

La main est déjetée sur le bord cubital ; les têtes des métacarpiens sont très tuméfiées et il y a de la flexion de la première phalange sur le métacarpe. Les extrémités osseuses des phalanges et phalangines sont volumineuses, les phalangettes sont amincies et grêles. Pas de déformations des autres articulations.

Elle a fréquemment des poussées douloureuses sur les mains et sur les autres articulations, notamment sur les genoux.

Depuis deux mois elle a des douleurs dans les mains, dans la hanche et dans la cuisse gauche et au niveau des articulations sacro-iliaques. Il lui est impossible de se baisser ou de se relever sans aide. Douleurs lancinantes pendant la nuit au niveau des reins. Apyrexie.

Les applications de salicylate de méthyle lui procurent un soulagement des plus nets. Au bout de huit badigeonnages elle n'accuse plus aucune douleur et elle sort le 29 avril guérie de sa poussée subaiguë.

Obs. XVIII. — *Rhumatisme chronique déformant généralisé. Albuminurie massive.* — Jeanne V..., 22 ans, bouillonneuse, entrée le 8 avril, n'a pas d'antécédents héréditaires de rhumatisme. A l'âge de 15 ans elle a commencé à avoir des douleurs dans les poignets puis dans les cous-de-pied : obligée de s'arrêter, elle se reposait quelques jours puis reprenait son travail. Peu à peu les genoux et les hanches se prirent à leur tour et depuis un an et demi la malade est au lit, sans pouvoir bouger ni s'asseoir.

Tuméfaction épiphysaire des articulation des doigts avec le métacarpe et des phalanges entre elles avec flexion sur le métacarpe (surtout à gauche) et flexion de la phalangette à l'index au médius et au petit doigt. Au poignet, tuméfaction du radius et du cubitus, impossibilité du mouvement de latéralité. Au coude ankylose incomplète à droite, moins accentuée à gauche. Les épaules sont peu lésées et les mouvements y sont relativements conservés.

Les pieds sont en varus équin, les orteils en flexion; ankylose des genoux avec tuméfaction des épiphyses et impossibilité de l'extension complète. Les hanches sont également fixées et la cuisse ne remue qu'avec le bassin.

La colonne vertébrale bien que douloureuse du fait du décubitus ne paraît pas atteinte; tous les mouvements du cou sont possibles. Les articulations temporo-maxillaires sont libres.

Douleurs à peu près continues, plutôt sensation de brûlure que douleurs lancinantes, dans toutes les articulations prises. Les mouvements spon-tanés ou provoqués sont très pénibles.

Rien au cœur. Apyrexie.

Il y a une atrophie très marquée des muscles avec quelques troubles trophiques de la peau des jambes. Ce qui frappe surtout c'est un œdème un peu dur des pieds et de la moitié inférieure des jambes. Il est lié à une albuminurie massive: on trouve 5 gr. 1/2 d'albumine à l'appareil d'Esbach. A la veille de la sortie, une analyse de M. Métroz donnait 3 gr. 20 de sérine et des traces de globuline par litre. A aucun moment on n'a pu trouver de cylindres.

La malade a été soumise aux applications de salicylate de méthyle. Le résultat, pas plus que pour les autres médicaments employés, n'a pas été considérable. La malade accusait un soulagement net au niveau des articulations traitées, mais la douleur y reparaissait les jours suivants pendant qu'on traitait les articulations voisines. La malade était d'ailleurs très affectée de son état et considérait comme insignifiantes des améliorations partielles.

Obs. XIX. — *Rhumatisme articulaire chronique déformant avec poussées subaiguës* (due à l'obligeance de M. le docteur Chappet). — X..., 50 ans, tisseur, salle Sainte-Irénée, n° 1. Père asthmatique. Comme antécédents personnels, toux et oppression chaque hiver. Douleurs dans les pieds, les mains et les épaules depuis dix ans environ.

A l'entrée, apyrexie. Gonflement symétrique des articulations métacarpo-phalangiennes et des premières avec les deuxièmes phalanges. Pas de déviation des doigts. Tuméfaction légère des poignets. Douleurs spontanées et à la pression, ainsi que dans les mouvements.

Craquements dans les épaules et gonflement des orteils.

Les applications de 3 et 4 grammes de salicylate de méthyle soulagent le malade. Cinq applications sont faites soit sur les mains, soit sur les pieds. Le soulagement commence environ 1 heure après et se prolonge environ 10 heures. Réaction nette dans l'urine.

Obs. XX. — *Rhumatisme chronique.* — Joséphine B..., 64 ans, entrée le 12 juillet 1896, s'est toujours bien portée et n'a présenté sa première atteinte de rhumatisme qu'il y a deux ans à la suite d'une fracture de la jambe gauche qui la retint longtemps au lit. A cette époque elle eut des douleurs assez vives dans les genoux et les cous-de-pied. Les douleurs durèrent trois mois et ne s'étendirent qu'exceptionnellement aux mains.

Mais depuis lors elle a eu à plusieurs reprises de petites poussées douloureuses dans toutes les articulations, les mains se sont un peu déformées et présentent quelques nodosités au niveau des phalanges. Craquements dans la plupart des articulations. Celles-ci sont d'ailleurs peu tuméfiées, même celles dont la malade se plaint le plus, les genoux et les cous-de-pied. Atrophie de la jambe gauche qui paraît en rapport avec l'ancienne fracture. Douleurs dans les mouvements et à la pression. Rien au cœur. Apyrexie.

Trois applications de salicylate de méthyle ont fait disparaître les douleurs : la malade dit qu'après l'application elle ressentait une sensation de chaleur et que le soulagement survenait très rapidement.

Obs. XXI. — *Rhumatisme chronique déformant. Mort par tuberculose broncho-pneumonique à évolution rapide.* — Berthe N..., 24 ans, entrée le 10 mai 1895, n'a pas d'antécédents rhumatismaux héréditaires. Début il y a trois ans par une arthrite du genou droit qui, brusquement, devint douloureux et très augmenté de volume. Elle reste six mois sans travailler et depuis le genou ne cesse d'être tuméfié et douloureux, il y a trois mois le genou gauche se prit à son tour et depuis elle est presque immobilisée dans son lit pouvant à peine aller à sa chaise.

Au mois d'août 1895, la main gauche commence à se déformer : poignet augmenté de volume, sans rougeur; les articulations métacarpophalangiennes sont également noueuses; légère atrophie des muscles de l'avant-bras.

Au commencement d'octobre, les mêmes phénomènes se présentent à la main droite. On a des deux côtés de l'inclinaison sur le bord cubital et de la flexion nette des doigts sur le métacarpe. Les articulations tibio-tarsiennes présentent également des déformations en voie d'évolution avec gonflement et douleur. Les genoux sont tuméfiés et globuleux. Raideur du coude droit.

La malade a eu en novembre et décembre de nombreuses applications de salicylate de méthyle, parce qu'elle a servi à faire nos dosages et parce qu'elle accusait toujours une sensation de soulagement des plus nets dans les articulations traitées. L'amélioration commençait chez elle trois à quatre heures après l'application locale et durait de quinze à vingt-quatre heures, suivant qu'on s'était servi de deux ou quatre grammes du médicament.

Il est à noter que la malade supportait très mal les médicaments par la bouche et que l'antipyrine en particulier déterminait invariablement

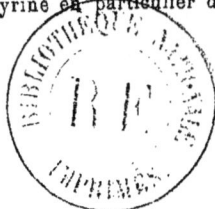

chez elle une forte éruption rubéolique avec malaise général et élévation de la température à 39°,5.

A la fin de décembre, elle commence à tousser, l'observation porte :
sommet gauche douteux. — Au commencement de février, pleurésie de
la base gauche et, à partir de ce moment, la tuberculose pulmonaire fit
de très rapides progrès. Les cavernes se creusèrent très rapidement et la
la malade succomba le 6 mars 1896.

Il est à noter que dès l'apparition de la pleurésie et l'accentuation des
phénomènes thoraciques, il y eut une atténuation considérable des
symptômes articulaires La tuméfaction disparut complètement aux
genoux, aux poignets, dans les articulations des doigts.

A l'autopsie broncho-pneumonie caséeuse et tuberculose du rein
gauche. L'articulation du genou droit est ouverte : il n'y a pas de
liquide, pas de fongosités, pas d'ostéite ni de déformation des têtes
osseuses, mais les cartilages sont érodés et même complètement détruits
à leur partie antérieure.

OBS. XXII. — *Rhumatisme chronique déformant.* — Marie G..., 33 ans,
couturière, entrée le 18 juin, a déjà fait un séjour à Sainte-Clotilde, il y
a deux ans, pour un rhumatisme à déformations considérables. Elle n'a
pas d'antécédents rhumatismaux héréditaires, mais des antécédents tuberculeux, car elle a perdu une sœur de tuberculose pulmonaire, une autre
de méningite et deux de ses enfants sur trois sont morts de méningite.

Le début s'est fait, à l'âge de 18 ans, par des douleurs dans les articulations des doigts et de la main et dans le poignet à droite. Elle n'a
jamais eu que des douleurs intermittentes, survenant irrégulièrement,
s'accompagnant de tuméfaction et laissant, chaque fois, un peu plus de
déformations après elles.

La malade dit qu'elle a eu trois grossesses et que, dès qu'elle devenait
enceinte, les douleurs cessaient complètement pour ne revenir qu'un an
après lorsqu'elle cessait l'allaitement.

L'attaque pour laquelle elle était entrée il y a deux ans avait été plus
marquée que les précédentes et dura trois mois. Elle avait été relativement bien depuis, lorsqu'il y a trois semaines, elle fut prise de fièvre
avec rougeur et gonflement des articulations des pieds et des mains,
douleurs dans toutes les articulations. La malade est actuellement
presque immobilisée dans son lit avec des déformations et tuméfactions
de toutes les articulations, raideur de la colonne vertébrale, difficulté de
la déglutition par douleur des articulations temporo-maxillaires.

Elle se plaint surtout des genoux, des coudes et des mains. Celles-ci,
surtout la droite, sont déformées au maximum et ont l'aspect de mains
botes. A droite, il y a une forte inclinaison sur le bord cubital avec une
flexion des phalanges sur le métacarpe et impossibilité de remuer les

doigts. La main gauche n'a été prise qu'il y a deux ans et les mouvements y sont plus étendus ; par contre, la douleur y est plus vive.

Léger souffle à la pointe. La température est de 38°,4. Légère albuminurie.

Les applications de salicylate de méthyle soulagent très nettement la douleur des articulations sur lesquelles elles sont faites. La malade dit qu'elle commence à éprouver l'amélioration environ une ou deux heures après l'application, que cette amélioration augmente les heures suivantes et dure environ deux jours. Il y a une action assez nette sur la fièvre qui disparaît dès le deuxième badigeonnage. Si on reste un jour sans faire l'application locale, la température remonte à 38°,5 et les douleurs reparaissent. Les applications sont toujours faites à 4 grammes de salicylate de méthyle.

4° Rhumatisme blennorrhagique.

Obs. XXIII. — *Rhumatisme chronique du genou gauche d'origine gonococcienne probable.* — Joséphine G..., âgée de 19 ans, entrée le 18 avril. Il y a quatre mois a eu un écoulement jaune verdâtre abondant avec douleur vive à la miction. Un mois après, à la suite d'un traumatisme insignifiant du genou gauche, elle vit se développer un gonflement assez marqué, sans douleurs très vives, mais avec un peu de gêne dans la marche. Celui-ci n'a fait que s'accentuer depuis et elle est entrée il y a huit jours dans les salles de chirurgie d'où elle nous est envoyée.

La malade n'a plus qu'un écoulement peu abondant et la nature blennorrhagique de l'arthrite est regardée comme probable, mais ne peut être affirmée (on n'a pas recherché le gonocoque). La douleur est surtout en dedans au niveau du plateau tibial. Léger gonflement du genou avec choc rotulien.

Application de 4 grammes de salicylate. Soulagement net qui dure 24 heures. Il y a de la desquamation, ce qui tient sans doute à ce qu'on avait fait antérieurement des badigeonnages de teinture d'iode.

Les jours suivants, la malade se plaint de céphalée persistante et on supprime les applications, mais les douleurs de tête n'en persistent pas moins. Toutefois on met la malade à l'iodure et on lui fait des douches de vapeur sur le genou. Elle sort guérie le 1er juin.

Obs. XXIV. — *Rhumatisme blennorrhagique. Syphilis antérieure.* — Lucie S..., 21 ans, dévideuse, entrée le 25 juin, a eu des douleurs rhumatismales en 1892 et a dû faire un court séjour à l'Hôtel-Dieu.

A la même époque elle fut soignée pour des accidents secondaires de syphilis.

Il y a un mois, douleurs vives en urinant, écoulement vert abondant (on s'est assuré depuis de la présence du gonocoque). Huit jours après, douleurs dans l'articulation tibio-tarsienne gauche avec empâtement, rougeur, difficulté de la marche.

Tous ces accidents persistent à l'entrée. Température : 38°.

Le 8 juillet, on lui fait une première application sur le cou-de-pied : soulagement net qui dure encore au bout de 24 heures, mais elle se plaint de douleurs dans le cou-de-pied droit. On lui continue les applications jusqu'au 14 juillet, jour où elle veut sortir. Le salicylate de méthyle a toujours déterminé un peu de chaleur locale et déterminé un soulage-ment durant au moins 24 heures. D'ailleurs la malade était presque complètement guérie à la sortie.

Si nous voulons maintenant dégager l'enseignement qui résulte de l'ensemble de ces observations, nous voyons que l'action du salicylate de méthyle est à peu près identique chez tous les malades dont elle soulage nettement les dou-leurs. Cette action est plus ou moins prompte. Des malades disent qu'ils commencent à en ressentir les effets une heure après l'application, plus exceptionnellement le soulagement ne serait produit qu'après quinze ou dix-huit heures. Le plus habituellement la sédation des douleurs se produit quelques heures, de 2 à 6 ou 8 heures, après l'application locale. Ceci correspond d'ailleurs à ce que nous savons de l'absorption du médicament. Nous avons démontré, en effet, que l'élimi-nation par l'urine commence peu de temps (1/2 heure) après l'application, atteint son maximum entre la sixième et la neuvième heure et que 80 % de la dose totale éliminée sont contenus dans l'urine des vingt-quatre premières heures.

La durée de la sédation des douleurs est également varia-ble suivant les sujets et suivant les diverses formes de rhu-matisme. C'est dans les formes aiguës que celle-ci est moin-dre. Si l'application salicylée a été faite dans la matinée, le calme se produit dans l'après-midi, la température du soir s'abaisse de quelques dixièmes à un degré si on la compare à celle de la veille, mais les douleurs reparaissent habituel-lement après 6, 8 ou 10 heures. Il semble donc indiqué dans ces cas de renouveler le badigeonnage le soir, en le faisant de préférence sur une autre articulation malade. On laisse ainsi le premier en place, ce qui permet à l'absorption de se continuer à son niveau. Les articulations prises sont parfois trop douloureuses pour que l'application y soit faite aisément : on peut toujours dans ce cas faire l'application sur un autre point de la surface cutanée puisque le médicament n'agit qu'après absorption.

La douleur disparaît plus longtemps chez les malades atteints de formes subaiguës dont la température atteint seulement 38° ou 38°,5. Dans ces cas, la diminution ou la disparition de la douleur dure en moyenne 15 à 20 heures, les malades ne recommençant à souffrir que quelques heures avant le renouvellement du pansement quotidien. La durée de la sédation paraît, d'ailleurs, augmenter dans le cours du traitement. Il n'est pas rare de voir des malades n'ayant plus du tout de douleurs au bout de 5 à 8 jours de traitement. Ici, comme dans tous les traitements du rhumatisme, il est prudent de continuer les applications pendant quelques jours pour éviter les récidives.

Dans les formes chroniques, rhumatisme noueux et rhumatisme déformant, le salicylate de méthyle soulage d'une façon remarquable les poussées subaiguës qui sont si fréquentes. La durée de la sédation est parfois de 30 heures et plus ; une de nos malades, presque confinée au lit, pouvait après chaque application aller et venir dans la salle pendant un jour et demi. Dans ces formes, l'action locale est très manifeste : la diminution des douleurs a lieu presque uniquement sur l'articulation traitée, de sorte que les malades demandent eux-mêmes le lendemain qu'on fasse l'application sur le genou ou la main du côté opposé.

Les résultats favorables que nous venons d'indiquer ont été également obtenus par d'autres observateurs : qu'il nous suffise de citer M. Combemale qui, s'inspirant de nos premières recherches, s'est récemment déclaré très partisan des applications locales du salicylate de méthyle. En somme, ce médicament agit comme le salicylate de soude, et c'est sous cette forme qu'il circule dans l'organique après son absorption. Mais il a sur les agents salicylés pris à l'intérieur, l'incontestable avantage d'agir directement sur le point malade.

Le salicylate de méthyle ne détermine localement aucune modification de la peau ; on constate parfois une légère desquamation qui peut aussi bien être attribuée à l'imperméabilité du pansement et à la sudation provoquée. Nous avons cependant vu chez deux malades des desquamations plus étendues, au niveau de la main, la peau s'enlevant par petits lambeaux. Il n'y a rien là qui rappelle la transformation de l'épiderme en une véritable carapace comme on l'observe à la suite des applications d'acide salicylique. Plusieurs malades ont accusé après l'application une sensation de chaleur plus ou moins persistante : après 24 heures, nous n'avons jamais constaté d'analgésie comparable à celle qui suit les applications de gaïacol.

Aux doses de 2, 4 et 6 grammes que nous avons employées, nous n'avons jamais constaté de phénomènes subjectifs pénibles, céphalalgie, bourdonnements d'oreille, etc., ce qui nous paraît être un avantage très considérable de la méthode.

Un des avantages du traitement par l'application locale est la possibilité de faire absorber des quantités aussi considérables qu'on le désire, même aux personnes qui ont de l'intolérance gastrique ; nous en avons cité un cas et nous avons vu qu'une autre de nos malades ne pouvait absorber d'antipyrine sans avoir une éruption généralisée, avec température de 39°,5.

Nous avons dit que le salicylate de méthyle agissait bien dans tous les cas de rhumatisme. Il ne nous paraît pas cependant qu'il soit indiqué également dans toutes les formes, abstraction faite des cas où on désire agir *loco dolenti* et de ceux où les médicaments sont mal tolérés par l'estomac. C'est ainsi que dans le rhumatisme articulaire aigu, le salicylate de méthyle ne sera employé que dans des cas exceptionnels, en raison des difficultés de son application sur des articulations très douloureuses.

Au contraire, dans les formes subaiguës et chroniques,

dans les poussées douloureuses qui se produisent de temps à autre dans les diverses variétés de rhumatisme déformant l'absorption sur place de salicylate de méthyle agit aussi bien que l'absorption stomacale des médicaments salicylés et lui est souvent supérieure.

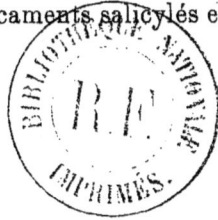

www.ingramcontent.com/pod-product-compliance
Lightning Source LLC
Chambersburg PA
CBHW032301210326
41520CB00048B/5779